DE LA MORT APPARENTE.

Paris.—Imp. de Moquet, 92, rue de la Harpe.

LETTRE

A M. LE RÉDACTEUR EN CHEF DE LA FRANCE MÉDICALE

SUR

LA MORT APPARENTE

les conséquences réelles

DES INHUMATIONS PRÉCIPITÉES

LE TEMPS PENDANT LEQUEL PEUT PERSISTER

L'APTITUDE A ÊTRE RAPPELÉ A LA VIE

PAR

Charles LONDE

De l'Académie impériale de médecine;

De l'ex-conseil supérieur de santé, etc., etc., etc.

PARIS

CHEZ J. B. BAILLIÈRE

LIBRAIRE DE L'ACADÉMIE IMPÉRIALE DE MÉDECINE,

Rue Hautefeuille, 19.,

1854

LETTRE

A M. LE RÉDACTEUR EN CHEF DE LA FRANCE MÉDICALE

SUR

LA MORT APPARENTE,

LES CONSÉQUENCES DES INHUMATIONS PRÉCIPITÉES,

LE TEMPS PENDANT LEQUEL PEUT

PERSISTER L'APTITUDE A ETRE RAPPELÉ A LA VIE.

Mon cher confrère,

Une vive émotion fut, il y a quelques mois, jetée dans le public par un feuilleton de la *Presse*, où il est question de « *beaucoup de personnes, qui, tenues pour mortes, sont sorties de leurs suaires, de leurs cercueils et même de leurs tombeaux.* »

J'écrivis, à ce sujet, à M. le rédacteur en chef du journal; mais des événements importants survinrent : la crainte de voir baisser la rente, fit diversion à la crainte d'être enterré vivant; et ma lettre, au lieu d'avoir le destin des gens qui sortent de leurs tombeaux, demeura bien et dûment ensevelie dans le sien : les archives de la rédaction.

Depuis ce moment, cependant, quelques écrits ont ravivé des craintes assoupies; un livre sur la mort, en premier lieu, puis les articles de journaux, ceux même des journaux de médecine qui auraient peut-être dû se trouver à l'avant-garde.

Si donc vous le permettez, je vais vous donner communication de ma lettre, quelque peu modifiée, dont le contenu, quoique primitivement destiné à des lecteurs étrangers au sérieux de nos études, ne sera peut-être pas sans quelqu'intérêt pour les vôtres.

Vous avez, d'ailleurs, eu l'extrême gracieuseté de placer mon nom parmi les honorabilités de votre rédaction : il me faut bien payer l'honneur que vous lui faites : je voudrais que ce fût en moins mauvaise monnaie.

Depuis donc la publication du spirituel feuilleton de M. Victor Meunier, j'ai réellement été le confident de craintes curieuses ; et ceux qu'elles obsédaient ont exigé de moi maintes promesses qui témoignent de la frayeur la plus naïve de se réveiller dans la bière et de tout ce que la prévoyance peut imaginer pour soustraire à cette horrible éventualité. Celui-ci veut, qu'avant d'être renfermé dans le funèbre linceul, il lui soit pratiqué l'incision et même l'ablation de telle partie du corps, comme si l'anesthésie ne rendait pas cette épreuve illusoire ; celui-là, plus timide et plus réservé dans sa prévoyance, que son corps soit conservé jusqu'à ce qu'en soient évidents les premiers signes de la putréfaction ! Une femme, jeune et charmante, n'a même pas reculé devant la demande que, dans tout autre but à la vérité, me fit Gall, il y a vingt-cinq ans, celle de lui couper la tête !!

Voilà peut-être, vous en conviendrez, un second motif pour me faire excuser. Je continue donc en vous laissant libre, toutefois, de faire comme le rédacteur de la *Presse*.

1° Est-il vrai d'abord que des individus aient été enterrés vivants, ou, pour mieux préciser ma question, *aient été enterrés, quoique susceptibles d'être rappelés à la vie?* C'est là un fait incontestable.

2° Dans quel cas peut-on être exposé au malheur dont il s'agit? J'essaierai de le déterminer.

3° Est-il vrai, enfin, que des personnes enterrées avec trop de précipitation, « aient trouvé dans la » tombe une mort dont les horreurs surpassent » celle de la corde et de la roue? » voilà ce que je combattrai.

Je reviens à la première question :

Le 13 juillet 1829, vers deux heures après midi, près le pont des Arts, on retire de l'eau, à l'aide d'un croc, un corps qui paraît sans vie. C'est un jeune homme de vingt ans, brun et fort; il est froid, décoloré; sa figure et ses lèvres sont bouffies, bleuâtres; une mousse jaune et filante découle de la bouche, les yeux sont ouverts, fixes, immobiles, les membres flasques et pendants. *On ne perçoit aucun battement de cœur, aucune nuance de respiration.* Connaissait-on assez, à cette époque, la manière d'appliquer l'auscultation à la démonstration de la réalité de la mort? M. Bouchut prétend que non, cette démonstration n'ayant, dit-il, été formulée par lui, que dans l'année 1845, et n'ayant été rendue publique qu'en 1848. Quoi qu'il en soit, la submersion date d'un temps assez long, puisque la seule recherche du corps, en présence de M. le docteur Bourgeois, a duré vingt minutes. Ce médecin n'en croit pas moins devoir s'exposer à la dérision des assistants, en procédant aux tentatives de la résurrection de ce qui n'est plus, pour eux, qu'un cadavre. Au bout de quelques heures, cependant, la vie revient à ce prétendu cadavre, grâce à la persévérante opiniâtreté du médecin, qui, quoique fort et robuste, se trouve tellement accablé de fatigue, que, vingt fois, il est sur le point de se décourager et d'abandonner le noyé.

Que fût, je le demande maintenant, devenu ce malheureux, si, au lieu de rester, comme le fit l'opiniâtre médecin, courbé sur ce corps inanimé, la bouche collée sur ses lèvres glacées, l'œil fixe et *l'oreille attentive*, pour saisir un premier mouvement, un premier bruissement du cœur, les assistants eussent abandonné le noyé après une demi-heure de soins, comme on le fait si souvent? Ce qui serait arrivé?..... Le malheureux eût été enterré, *quoique pouvant être rendu à la vie!*

A cette première observation, Bourgeois, dans le même recueil *(Archives de médecine)*, en ajoute un certain nombre d'autres, dans lesquelles des individus submergés, et restés sous l'eau , jusqu'à SIX HEURES, ont été, par lui , rappelés à la vie, après des soins qu'une aussi forte conviction que la sienne, était seule capable de porter à administrer.

Ces faits de submersion établissent déjà, je crois, ce point incontestable, *qu'on enterre, chaque jour, des individus, qu'avec plus de persévérance, on rendrait à la vie.*

D'après les principes établis dans le savant et si estimable travail de M. Bouchut, la circulation, et conséquemment la respiration, ont dû persévérer pendant tout le temps de la submersion, chez ces individus submergés pendant six heures, puisqu'ils ont survécu. Là est la question, et nous y reviendrons.

Passons à une mort apparente, due à un autre mode d'asphyxie :

A l'extrémité d'un grand magasin d'épiceries a été ménagé, sur un sol bas et humide, un réduit étroit, mal aéré, où couche un garçon prêposé à la vente de la nuit, et qui ouvre habituellement le magasin dès quatre heures du matin. Le 16 janvier 1825, des coups redoublés retentissent à la porte de l'épicier. Celui-ci, n'entendant aucun mouvement dans sa boutique, se lève précipitamment, accusant la paresse de son garçon et se rend, pour l'admonester , dans le réduit où il couche. Il le trouve, dans le lit, sans mouvement, sans connaissance, privé de tout sentiment. L'idée d'une mort subite le saisit d'effroi. Il envoie, en toute hâte, chercher un médecin. L'homme de l'art soupçonne qu'il s'agit d'une asphyxie par méphitisme. Ses soupçons sont confirmés à l'aspect d'une veilleuse, éteinte sur place, bien qu'abondamment fournie encore de tous ses ingrédiens et d'une poële de fer, dans laquelle on reconnaît des vestiges de braise, en partie incinérée. Il fait d'abord, malgré l'intensité du froid, transporter le sujet au milieu de la cour et le fait maintenir sur une chaise, dans la position la plus verticale possible. Celui-ci a toujours les membres flasques et pendants, les pupilles immobiles, n'offre *aucune nuance de respiration, de battement de cœur ou d'artères*, est insensible et présente tous les caractères de la mort. Les soins les plus rationnels sont longtemps administrés sans aucun résultat. Enfin, vers trois heures après midi, c'est-à-dire après onze heures de soins continués sans relâche, on *entend un bruissement sourd* dans la région du cœur, et, quelques heures après, le malade r'ouvre les yeux, reprend connaissance, et peut s'entretenir avec les assistants qu'avait attirés le bruit de cette miraculeuse résurrection.

Cette observation d'un homme distingué, correspondant de l'Académie, ne met-elle pas hors de doute que beaucoup de malades, asphyxiés par méphitisme, pour ne pas dire la plupart, *sont journellement enterrés*(1), *quoique pouvant être rendus à la vie ?*

(1) Je dirais *abandonnés*, au lieu de dire *enterrés*, s'ils n'é-

Arrivons aux commotions nerveuses :

Un des généraux de l'ex-empire racontait un soir, en ma présence, chez Mme la baronne R****, qu'atteint par un boulet, dans la mémorable campagne de Russie, il avait été renversé sans connaissance. On le croit mort. On l'enterre, c'est-à-dire on le recouvre de neige et avis de cette mort est donné à l'Empereur.

Sur ces entrefaites, arrive près du lieu où a été frappé le général, un de ses aides-de-camp qui veut, ou l'embrasser une dernière fois, ou lui donner une sépulture convenable. Le général est dégagé de son linceul de neige ; placé par l'aide-de-camp dans la voiture d'une vivandière il revient à la vie. La nouvelle de cette résurrection est incontinent donnée à l'Empereur. Accueillie avec incrédulité par le vice-roi (le prince Eugène) qui affirme avoir vu lui-même le général mort, elle a néanmoins pour résultat de faire accorder à ce dernier un parlementaire à l'aide duquel il se rend en lieu sûr ; et aujourd'hui, ce général, que je ne désignerai qu'en disant de lui qu'il joignait à la bravoure de ses compagnons d'armes une remarquable beauté physique, occupe encore un poste éminent (1).

taient ensevelis qu'après les premiers signes de décomposition.

(1) Par une singulière fatalité, le même général, longtemps après cet événement, et à la suite d'une syncope, résultat d'une blessure reçue en duel, a encore été tenu pour mort.

Ce fait ne laisse aucun doute sur la possibilité d'être, après la syncope qui suit une commotion nerveuse, inhumé, *bien qu'on puisse être rappelé à la vie.*

Voilà donc déjà deux classes d'accidents : 1° Les *asphyxies*, qu'elles aient lieu par la submersion ou par l'action de gaz irrespirables ; 2° la *syncope*, qu'elle soit déterminée par une commotion ou une perte de sang, qui peuvent produire tous les phénomènes de la mort apparente.

J'arrive à une maladie dans laquelle il y a, non constamment suppresion subite, mais constamment épuisement de l'innervation : le choléra. Dans les premiers temps d'une épidémie de choléra, les malades meurent vite, quelques-uns même avant d'éprouver aucune évacuation. Dans cette maladie, pour qui n'a pas d'idée préconçue, le système nerveux est le premier frappé. C'est consécutivement à cette atteinte, que le cœur, devenu impuissant, ralentit son action, que le sang cesse de subir complètement la transformation qui lui donne ses qualités vivifiantes, que surviennent enfin la coloration noire, le refroidissement, l'asphyxie,

Veuillez excuser ce préambule, et je continue :

Vers le mois d'octobre 1831, rédigeant un rapport sur une mission qui m'avait été confiée par le gouvernement, sous le ministère de M. le comte d'Argout, j'en étais à ce passage :

« Des cholériques, portés dans des salles consacrées aux morts, et réputés tels, ont, dit-on, remué un ou plusieurs de leurs membres. » J'en étais, dis-je, à ce passage, lorsqu'une certaine hésitation me prend et me fait ajouter : « Je ne sais jusqu'à quel point il est permis de donner le nom de *cadavre* à un individu qui remue encore, et dont les mouvements ne sont pas dus à de simples rétractions de muscles, comme chez les suppliciés par la guillotine, ou à l'irritabilité musculaire, comme chez les morts soumis à l'action galvanique ; pour moi, un corps qui remue n'est pas un cadavre ; et même lorsqu'il ne remue plus, je n'ai la certitude qu'il est cadavre, que lorsque tous les signes de mort réelle sont manifestes. »

Depuis la lecture du feuilleton de M. Meunier, j'ai jeté les yeux sur le rapport d'un médecin, envoyé en même temps que moi, en Pologne, M. Trachez, alors chirurgien de l'hôpital militaire de Strasbourg, dont le savoir égale la véracité : M. Trachez a vu, dit-il, tandis qu'il ouvrait un cadavre dans la salle des morts, à l'hôpital de Bagatelle (Varsovie), un autre cadavre, celui d'une femme de cinquante ans, MORTE en deux jours, ayant encore les yeux clairs, très vifs, les articulations très souples, mais ayant toute la surface du corps très froide, et qui présenta les phénomènes suivants : Cette femme était couchée en supination sur le carreau de l'amphithéâtre, les deux talons placés à quelques pouces l'un de l'autre, et la pointe des pieds dirigée en dehors. La pointe du pied gauche se porta très visiblement en dedans, et reprit de suite sa position ; et ce mouvement se renouvela dix à douze fois dans l'intervalle d'une heure. Ensuite, le pied droit participa au même mouvement, mais très faiblement ; puis, le gros orteil gauche exécuta visiblement et alternativement des mouvements de flexion et d'extension.

M. Trachez fit appeler M. Searle, médecin anglais, chargé du service de Bagatelle, pour fixer son attention sur ce phénomène. M. Searle l'*avait souvent remarqué*, dit-il... La femme n'en fut pas moins laissée à l'amphithéâtre, et de là portée en terre! M. Kœlher et plusieurs autres médecins ont affirmé à M. Trachez avoir *fait des observations semblables*. Après de tels faits, ajoute M. Trachez, *il est permis de penser qu'on a pu enterrer beaucoup de cholériques vivants*.

Cet extrait du rapport d'un de mes collègues, loin de me faire regretter les réflexions que j'ai ajoutées à la mention de cette croyance *que les cadavres des cholériques exécutent des mouvements*, tend au contraire à me faire supposer, avec M. Trachez, que beaucoup de cholériques ont été enterrés sans être atteints de mort réelle. Voici du reste un fait qui ne permet plus de doute à cet égard et qui m'a été communiqué hier par M. le docteur Veyrat, médecin de l'établissement des bains d'Aix, en Savoie, momentanément à Paris, et qui s'était trouvé en

Pologne avec moi lors de l'épidémie. Ce médecin est appelé à la Roche (département de l'Yonne) près d'une malade, Thérèse X, qui vient de perdre du choléra, dont elle est elle-même frappée, tous les membres de sa famille. Thérèse est dans un véritable état d'asphyxie. M. Veyrat ouvre la veine : point de sang. Il applique des sangsues : celles-ci piquent et tombent inanimées ; il couvre le corps des plus irritants topiques, sans constater, il est vrai, l'effet local produit, et va prendre du repos en recommandant aux assistants de le faire avertir si, contre son attente, la malade vient à donner quelques signes de vie. La nuit et le jour se passent sans avertissement. On s'occupe des préparatifs de l'inhumation. Alors on s'aperçoit que le sang coule des piqûres des sangsues. M. Veyrat est averti. Il entre chez la malade à l'instant où la bière y est apportée, jetée sur le plancher et où l'ensevelisseuse va procéder à ses funèbres fonctions. Tout-à-coup on entend une sorte de bruissement dans la poitrine de Thérèse ; elle ouvre les yeux, et d'une voix qui glace les assistants : « Que venez vous faire ici ? dit-elle à l'ensevelisseuse qu'elle reconnaît, je ne suis pas encore morte ; allez-vous en. » M. Veyrat s'empresse de donner des soins convenables à la malade, qui se rétablit et ne conserve de l'état de mort apparente dans lequel elle s'est trouvée, qu'une surdité qui dure environ deux mois.

Ces faits relatifs au choléra, mettent hors de doute

qu'on a pu enterrer et qu'on a en réalité enterré beaucoup d'individus *qui eussent pu être rendus à la vie*, c'est-à-dire, suivant M. Bouchut, des individus *vivants*, puisque, suivant cet auteur, si l'on a été rappelé à la vie, c'est que l'action du cœur n'a jamais cessé complétement plus de cinq minutes.

Je termine ici par la mention du froid, l'énoncé des causes de la mort apparente.

Le froid intense, coïncidant avec les privations et la fatigue, peut produire tous les phénomènes de la mort apparente, phénomènes susceptibles de prolonger leur durée pendant plusieurs jours, sans entraîner la mort réelle, et exposer conséquemment encore à être enterré, quoique l'on puisse être rappelé à la vie.

Suivant M. Dufour, (thèse de 1810), cité par le savant M. Guerard, vingt prisonniers autrichiens, en l'an X, sont perdus, pendant vingt-six heures, dans les neiges du Mont-Cenis. On les retrouve ne donnant plus aucun signe de vie (il va sans dire qu'ils n'ont pas été auscultés). Traités convenablement, ils ne tardent pas à être rendus à la santé.

Reeve mentionne le cas d'une femme qui, au retour du marché, est assaillie par un tourbillon de neige et *y reste huit jours à six pieds de profondeur environ*. Elle succombe quelques semaines après, à une gangrène, résultat probable de soins irrationnels.

M. Raige Delorme (*Dict. de méd.*) tire des faits énoncés ci-dessus cette conclusion : que l'*absence de la respiration, de la circulation*, le refroidissement, la perte du sentiment, celle des facultés intellectuelles, la face cadavéreuse peuvent se rencontrer sans qu'il y ait mort réelle. M. Bouchut est d'un avis opposé. Qui a raison ?

Disons ici par anticipation, que, pour se tranquilliser sur la crainte d'être abandonnées comme mortes, quoique pouvant être rendues à la vie, les personnes étrangères à la médecine, qu'agite cette crainte, devront bien se persuader que, parmi leurs parents et les gens qui leur donnent des soins, tout individu, quelqu'étranger qu'il soit aux connaissances médicales, est à même, pour distinguer la mort réelle, de la mort apparente, de tenir compte des considérations suivantes : Lorsque la maladie qui a précédé la mort a amené le dépérissement graduel ; lorsqu'il y a lésion organique bien manifeste, dont on voit chaque jour, s'accroître les symptômes ; lorsqu'enfin la mort est arrivée lentement, que le malade n'a été sujet ni aux syncopes, ni à aucun accident nerveux, il n'existe nul motif raisonnable, grâce au service d'inspection tel qu'il est organisé à Paris, de croire à une mort apparente. La crainte ne serait tout au plus justifiable que lorsque les fonctions et les propriétés qui font reconnaître la vie ont été, comme dans tous les cas que nous avons cités, suspendues brusquement. Il existe, bien entendu, pour le médecin, des motifs de certitude auxquels nous ne nous sommes pas arrêté dans notre lettre à M. le Rédacteur de la *Presse*, et qui constituent les signes de la mort réelle, c'est-à-dire : absence des bruits du cœur à l'auscultation, dilatation de la pupille, relâchement des sphyncters, raideur cadavérique, formation du voile glaireux de la cornée, etc., etc.

Pour éviter toute méprise, il suffirait si l'on admet le principe de M. Bouchut, d'ausculter tout noyé, tout individu trouvé enfoui dans la neige et réputé mort de froid, celui qui est cru mort à la suite d'une hémorrhagie, de l'action de la foudre, de celle d'un gaz délétère, etc.

Mais est-ce à dire qu'en cas de signes négatifs fournis par l'auscultation seule, on puisse procéder à l'inhumation ? Je ne le crois pas ; et, tout affirmatif que soit M. Bouchut, relativement aux bruits du cœur, dont il regarde l'absence pendant cinq minutes comme le signe de la mort, il n'en tient pas moins compte de la coïncidence des autres signes.

Je crois fermement que M. Bouchut a rencontré la persistance des battements du cœur chez tous les individus frappés de mort apparente, que l'on a rendus à la vie ; je crois fermement encore que nul de ceux chez lesquels il a constaté la cessation de bruits du cœur n'a pu être rendu à la vie.

Mais M. Bouchut a-t-il vu un être humain ou

non, frappé de mort apparente pendant un temps aussi long que celui de submersion que j'ai cité? et, pour le second cas, celui où les individus n'ont pu être rappelés à la vie, les soins ont-ils été assez prolongés? et d'ailleurs toutes les personnes qui pratiquent l'auscultation auront-elles l'habileté de M. Bouchut? Enfin, et en dernier lieu, si par malheur, la règle qu'il pose souffrait des exceptions qui ne se fussent point encore présentées à lui, si la vie végétative (action circulatoire) pouvait dans certains cas, être, comme la vie animale (action du système nerveux), suspendue pendant six heures; si elle l'eût été en réalité chez ces gens qui ont survécu à six heures de submersion dans l'eau ou à huit jours d'ensevelissement dans la neige, quelle effrayante responsabilité la science et la loi n'assumeraient-elles pas, en ne s'opposant plus à l'inhumation, par cela seul que l'auscultation a dit son dernier mot!

Jai prononcé les mots : *effrayante responsabilité ;* je ne les rétracte pas ; mais j'ai dit aussi que je combattrais la possibilité de ces résultats effrayants attribués aux inhumations précipitées : c'est ici le lieu de le faire. Vous sentez bien, mon cher confrère, que je ne vais pas retracer ici, pour me donner le facile plaisir de les réfuter, ces lugubres histoires, auxquelles de grands et petits noms ont malheureusement donné une sorte de notoriété. C'est au seul bon sens, aidé de notions élémentaires physiologiques, que je veux m'adresser.

Que peut-il donc y avoir de réel dans ces récits mentionnés de malheureux, qui, renfermés dans le cercueil, y auraient recouvré le sentiment, y auraient péri dans les angoisses du désespoir, de la faim, s'y seraient dévoré les bras, etc., etc.?

1re *Question.*—D'abord et avant tout, peut-on dans un cerceuil revenir à la vie et vivre de la vie cérébrale? si nous établissons la négative, ce sera démontrer qu'on n'a pu y éprouver les tortures et s'y livrer aux actes qui font l'objet de tant d'effrayantes histoires.

2me *Question.*— Combien de temps peut-on, frappé de mort apparente, conserver dans un cercueil, l'aptitude à être rendu à la vie? c'est par là que je terminerai ma trop longue lettre; revenons à la première question.

Ou le cercueil est placé dans un caveau où l'air a accès, ou il est recouvert immédiatement de la terre grasse des cimetières, et soustrait à l'air atmosphérique.

Dans le premier mode d'inhumation, privilége des classes riches, les bières sont toujours en chêne, quelquefois même doublées de cercueils de plomb, dans tous les cas, assez parfaitement jointes et sans doute autant inaccessibles à l'air, que le sont celles qu'on a déposées immédiatement dans la terre, et autour desquelles ne se trouve aucune couche de ce fluide.

Qu'adviendrait-il néanmoins dans le cas où il serait possible qu'un peu d'air passât par des fissures de la bière ?

Après ce que nous avons dit en autre lieu (1), des expériences dans lesquelles on fait périr, par défaut d'air renouvelé, de petits mammifères renfermés dans de larges bouteilles de chimie appelées *cols droits*, tout en en laissant le goulot ouvert, et avoir mentionné plusieurs observations bien authentiques relatives au même objet, il nous est déjà impossible d'admettre que l'on ne puisse être asphyxié en quelques secondes dans la bière, alors même que l'on y serait placé tandis que la circulation est appréciable.

Mais ce n'est pas en cet état qu'on est mis en bière et pour y recouvrer la vie, il faudrait y trouver non pas seulement des éléments d'entretien, mais encore des éléments de rétablissement d'une action organique.

Or, après avoir constaté à l'aide de quelle persévérance, de quels soins intelligents, *toujours donnés à l'air libre* (c'est la condition *sine quâ non*) les asphyxiés par submersion ou par méphytisme, ont été rendus à la vie, à qui viendra-t-il la pensée que l'asphyxie puisse, sans secours aucun et spontanément, cesser dans une bière, lors même qu'elle est placée dans un caveau, et à plus forte raison dans une bière chargée de terre, où le corps est enveloppé

(1) *Nouveaux éléments d'hygiène*, tome II.

d'un linceul et dans laquelle il existe une si minime proportion d'air atmosphérique?

Mais enfin, j'admets, contre toute probabilité, que cette asphyxie cesse par une cause quelconque; j'admets, toujours contre toute probabilité, que la circulation et la respiration se raninent spontanément dans la bière, chez le cholérique, chez l'individu inhumé à la suite d'une syncope ou de la congélation, se ranimeront-elles assez énergiquement et assez de temps d'abord, pour exciter le cerveau et lui donner conscience de l'existence? non, certainement : avant que le sujet eût pu reprendre connaissance, l'air serait devenu irrespirable. Dès les premières inspirations, en effet, surtout si elles étaient accompagnées d'efforts musculaires, il y aurait consommation d'oxygène, et transformation de ce gaz en acide carbonique, et, par cela même, accroissement proportionnel d'azote.

Que l'on fasse attention à la minime quantité d'air qui se rencontre dans la bière bien fermée, et l'on se convaincra que quelques respirations suffiraient pour donner lieu à la mort. Elle surviendrait par : 1° Insuffisance d'oxygène, rapidement descendu en deçà de 13 pour 100 d'air atmosphérique; 2° proportion trop considérable d'azote, bientôt élevé au-delà des deux tiers en sus de ce que l'air renferme habituellement ; 3° présence d'une quantité assez considérable d'acide carbonique pour produire une véritable intoxication, intoxication qui se manifeste aussitôt que, dans un lieu clos, le gaz acide carbonique vient à être élevé à 5 et même seulement à 2 pour 1,000.

Voilà, mon cher confrère, ce qu'il me paraît raisonnable d'admettre ; mais voici que, d'autre part, et contrairement à mon opinion, si simple qu'elle ne me paraît pas sortir du programme du premier ou du quatrième examen, voici, dis-je, que je lis dans un livre publié en 1854, dont l'auteur joint à son nom ce passeport respectable, *lauréat de l'Institut*, et ces mots : *Ouvrage entrepris et exécuté sous les auspices du gouvernement, et couronné par l'Institut (Académie des sciences)*, certains passages (1) qui devraient me rendre un peu moins tranchant; car on n'y parle de rien moins que de ressuscités sortis de leurs tombeaux (2).

(1) Ces passages appartiennent, nonobstant le titre et d'après le loyal aveu de l'auteur, à une quatrième partie de l'ouvrage, à laquelle n'incombe pas la couronne académique.

(2) « Aussi, a-t-on des exemples frappants de grandes for» ces qu'ont montrées quelques-uns des ressuscités, quand, » par différents hasards, les caveaux leur ont été ouverts assez » à temps. On en a vu revenir chez eux, le plus souvent de » nuit (*je ne comprends pas bien pourquoi les ressuscités ne » marchent pas de jour comme de nuit*) demi-nus, (*je le com» prends*) par des saisons froides (*pourquoi pas chaudes?*) et à » pied, comme on le conçoit, frapper à leur porte, priant à » haute voix qu'on les reçût, qu'ils n'étaient pas morts. Tan» dis que, parmi les adultes, très peu ont survécu à leur enter» rement, à moins qu'on ne se soit hâté de les exhumer ; mais » pour ceux qui ont résisté d'eux-mêmes à ces moyens com-

Nous parlons de ressuscités. Nous sommes un peu, comme vous le voyez, sur les domaines du merveilleux; permettez moi donc, avant de terminer mon bavardage, d'aborder la question indiquée cidessus, (le temps que peut durer la mort apparente) qui m'est suggérée par la supposition de ce cas où des gens engloutis dans la neige ne seraient ni retrouvés ni mis à découvert par une cause quelconque.

Jusqu'à quel point serait-il permis de croire à la possibilité de leur conservation pendant des semaines, des mois, des années, des siècles, et à la possibilité de leur rappel à la vie, à un moment donné?

» binés de destruction, ce sont de vrais prodiges de la nature. » Quelle énergie il lui faut pour secouer, rompre un cercueil » plus ou moins armé de fer, pour se débarrasser de la terre » qui le couvre, quand la masse n'en est pas assez considé» rable pour écraser entièrement le corps? Combien plus sou» vent, hélas! ces malheureuses victimes ne sont parvenues, » après de laborieux et inutiles efforts, qu'à nous fournir les » effroyables preuves de ce fait lamentable, que des hommes » ont vécu dans le tombeau; qu'ils n'ont gardé ou repris con» naissance, que pour souffrir davantage, et n'ont conservé la » vie que pour la détester et la perdre enfin dans les plus ter» ribles tourments? N'ont-ils pas dû porter envie à ces miséra» bles qui, pris comme eux pour de véritables morts, sont du » moins secourus alors par leur pauvreté même, qui les a pri» vés d'un cercueil?

» C'est donc une invention aussi cruelle qu'insensée que » celle des cercueils fermés et cloués.... »

Il est inutile de faire observer au lecteur (il le comprendra facilement) que cette citation n'est pas extraite du sérieux travail de M. Bouchut.

Ne riez pas trop; laissez-moi traiter cette question, je vous promets de ne m'appuyer sur aucun de ces récits qu'il me serait peut-être aussi permis d'invoquer et de discuter; je ne m'arrêterai pas à celui relatif à ce Fakir qui faisait métier de se faire enterrer et ressusciter(1), ni à celui de ce colonel anglais qui, au rapport de Cheyne, faisait, quand il le voulait, cesser les battements de son cœur. Je laisserai même de côté l'histoire naturelle des Rotifères et des Tardigrades, celle des Nématoïdes, dont les embryons revivent après trente jours de dessèchement complet, non que je n'aie un peu plus de confiance dans les observations de Leuwenhoek et de Spallanzani, de MM. Ercolani et Vella, que dans les relations de M. Osborne; mais parceque les animaux dont il s'agit, sont, par leur structure, trop éloignés de l'homme, et surtout parce que je veux rendre mes déductions accessibles à tout le monde.

(1) En 1837, en présence d'Européens de distinction, un général et son état-major, etc., un fakir se met volontairement dans un état de mort apparente, est enveloppé d'un linceul, est placé dans une bière cadenassée, descendu dans une tombe en maçonnerie recouverte de quelques pieds de terre que l'on foule fortement. Le tombeau est entouré de sentinelles, et DIX MOIS après, lorsqu'on procède à l'exhumation, en présence des mêmes témoins, auxquels s'est joint l'agent diplomatique du gouvernement anglais, le fakir est extrait de son cercueil (les serrures et les sceaux en sont parfaitement intacts) dans le même état de mort apparente, et en peu d'instants rendu à la vie.

Pour qu'une portion de matière, brute ou organique, s'altère, vive, se modifie, il lui faut le contact de certains éléments répandus la nature, pondérables ou impondérables. Si l'on peut la soustraire à ces éléments, il n'y a plus, pour elle, d'altération possible : elle résiste à l'action du temps; elle peut durer des siècles, elle peut durer l'éternité.

Qu'elle n'y soit même qu'imparfaitement soustraite, considérez ce qui se passe : là, ce sont des graines enfouies dans des tombeaux égyptiens ou romains, qu'on rend aux influences atmosphériques, puis à la terre, et que l'on fait fait germer, comme si elles n'avaient que quelques mois d'existence. Ici, ce sont des conserves (fricassées de poulets, petits pois préparés, assaisonnés, etc.) que l'on soustrait aux seuls éléments qui composent l'air, et qui, bien qu'exposées à toutes les variations de calorique et de fluide électrique, et alternativement transportées sous les glaces du pôle et dans les régions tropicales, n'ont pas subi la plus légère altération, lorsqu'après deux ans, à dater du moment où elles ont été préparées, on vient à en faire usage.

Arrivons aux êtres doués de vie, et, pour ne pas traîner la question, notons seulement en passant ce fait bien constaté des crapauds, qui, ou scellés dans du plâtre par Edwards, en sont extraits vivants au bout de deux ans, ou trouvés dans des stratifications où ils étaient enterrés depuis le déluge et délivrés de leur prison, ont continué leur vie. interrompue pendant tant de siècles ; ou bien ce fait des mouches dont parle Franklin (1), et arrivons à l'homme.

De deux choses l'une : ou chez ces individus, dont les uns sont restés six heures submergés, les autres huit jours enfouis dans la neige, la circulation continue encore, quoique dans un état obscur, ou elle est complètement suspendue.

Si elle continue, à quelque faible degré que ce soit, l'individu qui se trouve dans le cas que nous mentionnons, finit par être atteint de mort réelle dans un temps plus ou moins rapproché, car toute fonction exige des dépenses, et il n'existe rien qui puisse subvenir à celle-ci.

(1) Voici ce qu'écrit Franklin : « J'ai vu un exemple de » mouches communes conservées. Elles avaient été noyées » dans du vin de Madère, apparemment dans le temps qu'on » le mettait en bouteilles en Virginie pour l'envoyer ici (à » Londres). A l'ouverture de l'une de ces bouteilles, chez un » de mes amis où je me trouvais, trois mouches noyées tombè- » rent dans le premier verre que l'on remplit. Ayant entendu » dire que les mouches noyées se ranimaient au soleil, je pro- » posai de l'essayer sur celles-là. On les exposa donc au soleil » sur un tamis au travers duquel on avait passé le vin pour » les en retirer, et, en moins de trois heures, il y en eut deux » qui revinrent peu à peu à la vie. Elles commencèrent par » quelques mouvements convulsifs dans les cuisses ; enfin elles » s'élevèrent sur leurs pieds, essuyèrent leurs yeux avec leurs » pattes de devant, battirent et brossèrent leurs ailes avec leurs » pattes de derrière, et s'envolèrent à la fin, se trouvant dans » l'ancienne Angleterre sans savoir comment elles y étaient » venues. »

Si au contraire, chez ces individus les deux ordres de fonctions ont été suspendus simultanément, celles du cœur comme celle du cerveau, il n'existe plus de dépenses, partant aucun besoin de réparation.

Si maintenant, en cet état, les corps se trouvent préservés par des circonstances quelconques, de tous agents de destruction, pondérables ou impondérables, peut-on calculer ce qu'ils y resteront de temps ?

Ces conditions de conservation ne peuvent à la vérité, se rencontrer dans l'eau, car sans tenir compte de toutes les actions qui s'y passent, le mouvement seul du liquide, sa température, à chaque instant variable, hâtent la désagrégation des éléments du corps. Elle ne peuvent pas davantage se rencontrer, bien qu'il y ait déjà une grande différence à établir entre ces deux circonstances, sur le sommet élevé d'une montagne couverte de neiges, car ces prétendues neiges éternelles fondent par la base pour former des sources, et cette éternité supposée tient au renouvellement qui s'opère chaque année par le sommet.

Mais ne sauraient-elles, ces conditions de conservation, se produire en aucun cas enfin ? L'impossibilité en est-elle bien démontrée? A-t-on tenté des expériences sur des mammifères voisins de l'homme? cherché un moyen d'arrêter la vie sans produire aucune lésion de la trame des organes, en agissant seulement sur les impondérables de l'organisme?

Serait-il impossible qu'autour d'un corps se trouvât, par quelque cause que ce soit, entretenue une température suffisamment basse et constamment invariable? qu'il se trouvât soustrait aux influences quiproduisent la réaction des principes constituants de ses parties molles et liquides? qu'enfin aucune cause physique ou chimique de décomposition ne subsistât plus dans le lieu où il se trouve déposé?

Si tout cela n'était pas impossible et se rencontrait jamais, deux siècles ou deux jours ne seraient-ils pas une seule et même chose?

Si maintenant on usait des précautions usitées dans les cas de congélation partielle ou totale, dans les cas d'asphyxie, etc., serait-il plus difficile de rendre à la vie celui qui, dans ce tombeau supposé, a séjourné un siècle, que celui qui y a séjourné huit jours?

Niez-vous que l'action du cœur soit suspendue? Prétendez-vous qu'elle a pu persister, à l'état obscur, pendant huit jours, sans que la dépense qui résulte de cette action ait nécessité des moyens de réparation? que pendant ce court intervalle, l'homme a pu vivre, ainsi qu'on le dit des animaux hybernants, *de sa propre substance?* mais que ce qui a lieu huit jours ne peut avoir lieu un siècle?

Je vous demanderai alors, à mon tour, de m'expliquer comment, chez le crapaud, le même ordre de fonctions a pu persister, non huit jours, mais plusieurs siècles, sans qu'il existât aucun moyen de réparation? Enserré dans un bloc de silex, il ne pouvait, même par la peau, rien emprunter à ce qui l'entourait! Et si ce batracien ne respire pas comme l'homme, du moins son sang doit être et est, en réalité, artérialisé comme celui de l'homme; il circule comme celui de l'homme; cet animal, enfin, est susceptible d'être asphyxié comme l'homme, et comme l'homme il a besoin de réparer ses pertes. Comment les a-t-il réparées pendant des siècles?

Mais je vais plus loin encore, et je suppose qu'à la place du crapaud, ce fût un mécanisme en airain, en diamant même, qui eût été enserré dans le roc, pense-t-on que ce mécanisme eût pu y fonctionner plusieurs siècles, sans s'user? Non certainement.

Dites-moi donc pourquoi, chez ces batraciens trouvés au cœur de stratifications qui remontent à plusieurs siècles, toute action vitale ne serait pas entièrement suspendue? pourquoi elle ne le serait pas chez les mouches de Franklin? pourquoi elle ne le serait pas chez les individus de l'espèce humaine que j'ai cités? pourquoi dans cet état, le corps ne pourrait être conservé comme toute matière organique soustraite aux agents extérieurs? pourquoi il ne pourrait l'être indéfiniment, c'est-à-dire tant que dureront les conditions de conservation? pourquoi ensuite la vie ne pourrait pas reprendre sa marche aussitôt que les agents qui lui ont manqué reviendraient de nouveau stimuler la matière qu'ils avaient abandonnée? Quel argument opposerez-vous aux faits que j'ai rapportés? Je regretterais, je vous l'avoue, qu'il fût victorieux. Convenez qu'il y aurait quelque intérêt à instruire nous-mêmes nos derniers neveux de ce qui se passe aujourd'hui en France.

Je vous serre la main.

Charles LONDE.

www.ingramcontent.com/pod-product-compliance
Ingram Content Group UK Ltd.
Pitfield, Milton Keynes, MK11 3LW, UK
UKHW020219180726
13838UKWH00005B/2087